AF298968

Dʳ J. MACAIRE

DE
L'Envahissement
Ganglionnaire

Dans le Cancer de la Prostate

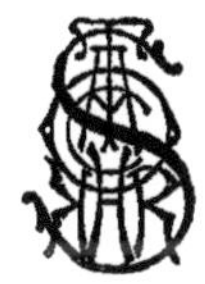

LYON
A. STORCK & Cⁱᵉ, IMPRIMEURS-ÉDITEURS
8, Rue de la Méditerranée, 8
—
1901

Dʳ J. MACAIRE

DE

l'Envahissement

Ganglionnaire

Dans le Cancer de la Prostate

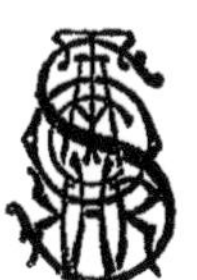

LYON

A. STORCK & Cⁱᵉ, IMPRIMEURS-ÉDITEURS

8, Rue de la Méditerranée, 8

—

1901

A MON PRÉSIDENT DE THÈSE

M. LE PROFESSEUR MAURICE POLLOSSON

Professeur de médecine opératoire à la Faculté
Chirurgien-major à l'Hôtel-Dieu

A M. LE Dʳ TIXIER

Professeur agrégé à la Faculté
Chirurgien des Hôpitaux

L'idée première de ce travail nous a été donnée par M. le professeur Tixier, chirurgien des Hôpitaux. Je le prie d'agréer l'expression de ma respectueuse gratitude.

M. le professeur Maurice Pollosson a bien voulu accepter la présidence de notre thèse, nous tenons à l'assurer de notre profonde reconnaissance pour ce très grand honneur qu'il daigne nous faire.

Qu'il me soit permis aussi de remercier M. Ch. Viannay, interne des Hôpitaux. Il a été pour une large part dans la rédaction de ma thèse, en m'aidant de ses conseils éclairés.

INTRODUCTION

« Sur 100 prostates hypertrophiées provenant de sujets
classés cliniquement parmi les prostatiques et que rien
ne distinguait au premier abord des autres cas d'hypertrophie sénile de la prostate, nous en avons trouvé
quatorze qui présentaient à l'analyse microscopique
des lésions épithéliales multiples (1). »

Il semble donc que le cancer de la prostate, affection
dont la connaissance est relativement récente, puisque
la littérature médicale ne nous donne pas d'observation
antérieure à 1817, est, contrairement à l'opinion généralement admise, une maladie relativement fréquente.

C'est qu'en effet, à côté de la forme de cancer de la
prostate décrite par Guyon sous le nom de carcinose
prostato-pelvienne diffuse, c'est-à-dire lésion maligne à
extension rapide et étendue, il existe une forme que l'on
considérait comme fort rare, parce que bien souvent on
la méconnaissait, dans laquelle la lésion reste longtemps,

----

(1) ALBARRAN ET N. HALLÉ, *Annales des maladies des organes génito-
urinaires*, 1900, p. 113. Hypertrophie et néoplasies épithéliales de
la prostate.

parfois indéfiniment circonscrite à l'intérieur de cette loge fibreuse qui entoure la prostate, respectant les organes du voisinage jusqu'au jour où, de latent qu'il était, le cancer se diffuse avec une extrême rapidité et prend alors véritablement la forme de tumeur maligne.

Le diagnostic du cancer de la prostate prêtant assez souvent à des erreurs de confusion, il nous a paru intéressant de rechercher s'il n'était pas quelque signe qui pût, sinon déceler la lésion, tout au moins aider à la confirmation du diagnostic. L'étude de l'adénopathie dans le cancer de la prostate n'est certes pas un sujet nouveau, mais il nous a semblé qu'en réunissant dans un travail d'ensemble les différents groupes ganglionnaires qui pouvaient se trouver atteints au cours des lésions malignes de cette glande, nous ferions œuvre de quelque utilité.

CHAPITRE PREMIER

HISTORIQUE

—

La constatation des ganglions dans le voisinage d'une tumeur maligne est connue depuis la plus haute antiquité. Hippocrate, Celse, Galien en font déjà mention. Au XVIᵉ siècle, Amb. Paré remarque la présence de ganglions dans l'aisselle accompagnant le cancer du sein; mais malgré la découverte à la même époque des vaisseaux lymphatiques par Asselli, chez le chien, par Olaüs Rudbeck, chez l'homme, ces lésions ganglionnaires. si elles sont parfois signalées, ne sont pas considérées comme ayant une importante valeur clinique.

J.-L. Petit et surtout de Garengeot et Cruikshank, au XVIIIᵉ siècle, sont les premiers qui paraissent se rendre compte de leur valeur. Et c'est seulement en 1795, dans les œuvres de Sœmmering, que l'on trouve émise l'idée que la transmission des tumeurs malignes aux ganglions puisse se faire par voie lymphatique. Depuis, les métastases ganglionnaires sont notées dans les travaux de Cruveilhier, d'Alibert, d'Andral, de Bichat, de Virchow qui tentent d'en expliquer le mécanisme. Actuellement, la recherche des ganglions n'est jamais omise chaque fois que l'on soupçonne une tumeur maligne.

Il est un fait à remarquer, c'est que si dans le cancer de la prostate les premières autopsies ont permis de reconnaître la présence de masses ganglionnaires dans le bassin, les fosses iliaques, à la région lombaire et même sous le péritoine, par suite de la situation profonde de ces ganglions, et de la difficulté de la palpation, la constatation clinique est bien postérieure. La première observation dans laquelle nous la trouvons signalée date de 1856 (obs. VIII du traité de Thompson sur les maladies des voies urinaires). Depuis, la recherche de ces ganglions profonds a presque toujours été faite et la plupart du temps couronnée de succès.

La connaissance de l'adénopathie à distance dans les cancers viscéraux est de date relativement récente. Suivant Hénoch, ce serait Virchow qui le premier aurait indiqué sa valeur comme signe diagnostique.

Cette adénopathie à distance était pourtant déjà soupçonnée depuis longtemps. Nous lisons en effet dans le traité des tumeurs de Broca que : « A. Cooper et Scarpa et quelques auteurs ont vu des tumeurs ganglionnaires dans des régions qui n'avaient aucune connexion anatomique avec la tumeur. »

Oppolzer semble avoir fait mention le premier du gonflement des ganglions inguinaux dans les cancers viscéraux. En 1872, Jaccoud insiste sur cette adénopathie. Il faut citer en outre les travaux de Leichtenstern, de Demarquay, de Leloir, de Troisier, la thèse si bien documentée de Belin, les écrits de Bouveret et une récente revue générale de Viannay.

L'adénopathie inguinale au cours du cancer de la prostate est mentionnée dès 1849 dans une observation de Bennett (1).

La présence des ganglions inguinaux est depuis signalée dans la plupart des observations de tumeurs malignes de la prostate, mais on ne semble pas y attacher grande importance. Jolly, en 1869, s'exprime pourtant ainsi :

« L'existence de ces ganglions doit être prise en sérieuse considération, car rencontrés dans certaines conditions, ils indiquent à coup sûr un cancer de la prostate. » Leur valeur capitale par suite de leur fréquence et surtout de leur précocité n'a été nettement mise en lumière que de nos jours ; il faut arriver aux travaux de Pasteau et de Viannay.

L'adénopathie sus-claviculaire dans les cancers viscéraux est mentionnée par Virchow en 1854. Oppolzer, Jaccoud, Friedreich, Leube, Mazand, Troisier, Rousseau, Belin, Spinelli, Bertin surtout mettent en valeur cette adénopathie pour le diagnostic du cancer de l'estomac. Peter signale une observation dans laquelle les ganglions sus-claviculaires furent trouvés lésés au cours d'une tumeur maligne de l'utérus et de l'ovaire. Enfin M. le professeur Poncet a signalé les ganglions cancéreux du creux sus-claviculaire symptomatiques de cancer du testicule.

L'adénopathie sus-claviculaire dans le cancer de la prostate ne semble pas avoir été rencontrée avant 1893. Le professeur Carlier a cité à cette époque une observation qui fait le sujet de la thèse de Herlemont. Depuis, quelques cas ont été rapportés. Nous les signalerons plus loin.

____

(1) *On cancerous and cancroïd growths*, Édimbourg, p. 64.

CHAPITRE II

Avant de commencer l'étude clinique des adénopathies dans le cours du cancer de la prostate et afin de faciliter cette étude, il nous a paru utile de décrire brièvement les lymphatiques de la prostate.

Les lymphatiques de la prostate n'ont été décrits soigneusement pour la première fois que par Sappey en 1854. Avant lui Cruikshank, Portal, Gavard, Lauth, ne font que les signaler. Mascagni pourtant, à la fin du XVIIIe siècle tenta d'en faire une étude. Il nous a laissé quelques planches qui témoignent de ses recherches. Mais privé des moyens d'investigations que Sappey avait à sa disposition, son étude est fort incomplète.

Depuis Sappey, bien peu de choses ont été ajoutées à la description première de cet auteur. Notons cependant les travaux de Pasteau.

La prostate est un organe glandulaire. Aux acini et à l'appareil excréteur est annexé un réseau lymphatique d'origine, groupe intraglandulaire qui va se jeter dans

un second réseau entourant la glande et développé principalement à la partie postérieure de l'organe. De ce
second réseau partent les vaisseaux lymphatiques qui se
rendent aux ganglions. Pour Sappey, ce réseau péri-
glandulaire sert d'origine à quatre troncs efférents : deux
supérieurs, deux latéraux.

Les troncs supérieurs sont grêles. Ils se portent sur les
parties latérales de la vessie, puis de là se rendent à un
ganglion situé à égale distance du trou sous-pubien et du
détroit supérieur.

Parfois, de ce tronc part un vaisseau qui se termine
dans un ganglion situé sous la veine iliaque externe un
peu avant sa terminaison.

Les troncs latéraux sont plus volumineux. De la base
de la prostate, ils se portent presque transversalement en
dehors et aboutissent dans un ganglion situé sur les parties latérales et inférieures de l'excavation du bassin, ou
bien dans un ganglion situé au-dessous de la veine
iliaque externe en avant de la bifurcation de l'iliaque
primitive. De là, ajoute Pasteau, auquel nous empruntons
ces dernières données anatomiques, les lymphatiques
se portent dans les ganglions situés plus haut, c'est-à-
dire vers les groupes ganglionnaires qui accompagnent
les vaisseaux iliaques primitifs, aorte et veine cave.
Parmi ces groupes il faut en citer particulièrement
quelques-uns qui semblent constants et toujours assez
développés :

1° Groupe de quatre ou cinq ganglions échelonnés dans
l'angle supérieur et gauche formé par l'aorte et le bord
supérieur de l'iliaque primitive gauche;

2° Groupe à peu près symétrique au précédent, placé

dans l'angle formé par la veine cave et le bord supérieur de l'artère iliaque primitive droite ;

3° Un groupe de deux ou trois ganglions placé dans l'angle de bifurcation de l'aorte et de la veine cave inférieure ;

4° Un groupe de ganglions échelonnés dans l'angle antérieur formé par la veine cave et l'aorte, ganglions d'où partent des troncules qui s'insinuent entre le tronc artériel et le tronc veineux pour aller se jeter dans les ganglions lymphatiques situés immédiatement le long de la colonne vertébrale.

Lannelongue (1) suppose qu'il existe également plusieurs petits ganglions situés entre les ganglions iliaques internes et la face postérieure de la prostate à laquelle ils sont accolés. Il se fonde sur ce qu'il aurait trouvé sur un enfant de neuf ans, mort de tuberculose de la prostate, six petits noyaux indurés situés entre la vessie et le rectum. Sappey ne les a jamais constatés.

(1) J. PÉAN : *Diagnostic et traitement des tumeurs de l'abdomen et du bassin*. Paris, 1885, t. II, p. 186.

CHAPITRE III

ÉTUDE CLINIQUE

Nous diviserons les adénopathies au cours du cancer de
la prostate en adénopathies directes et adénopathies à
distance. Classification purement arbitraire qui n'a
d'autre mérite que de faciliter notre description.

Les adénopathies sont en effet loin d'avoir une marche
régulière : tantôt seuls les ganglions qui avoisinent la
tumeur sont lésés, tantôt leur aspect ne semble pas modi-
fié, alors que l'élément néoplasique a atteint les ganglions
éloignés. Ne voit-on pas parfois, dans le cancer du sein,
les ganglions sous-claviculaires hypertrophiés et la palpation axillaire ne rien nous révéler?

1° ADÉNOPATHIE IMMÉDIATE OU DIRECTE

Quand un cancer a envahi un organe, il est de constatation banale de trouver, soit pendant la vie, soit au cours
de l'autopsie, l'hypertrophie d'un certain nombre de

ganglions lymphatiques. On pourrait croire de prime abord que les ganglions primitivement atteints sont ceux qui par leur distance, sont les plus rapprochés de l'organe cancéreux. Il n'en est pour ainsi dire presque jamais ainsi. La propagation du cancer par voie lymphatique (la propagation par la voie sanguine est beaucoup plus rare) suit une marche fixe. Sont envahis les premiers les ganglions qui sont l'aboutissant direct des lymphatiques du territoire cancéreux. C'est ce que l'on nomme l'adénopathie immédiate ou directe, par opposition à la propagation lointaine de l'élément néoplasique ou adénopathie à distance, dont nous parlerons plus loin.

Or, l'étude de l'adénopathie immédiate dans le cancer de la prostate se résume en partie à l'étude des lymphatiques qui ont pour origine cette glande, et de leurs ganglions. Nous avons vu en traitant l'anatomie des lymphatiques de la prostate quels étaient ces ganglions. Immédiatement sont atteints les ganglions iliaques et pelviens, les ganglions situés au voisinage de l'angle de bifurcation de l'aorte et de la veine cave inférieure, le long des iliaques primitives et iliaques externes.

Si le cancer de la prostate ne fusait pas hors de sa loge, restait encapsulé, seuls ces ganglions seraient-ils atteints ? Non, car les ganglions que nous venons de citer, une fois envahis, deviennent à leur tour centres de propagation. Puis l'anatomie nous apprend que les voies lymphatiques de la prostate communiquent avec celles de la base de la vessie et des vésicules séminales. Les ganglions qui dépendent de ces organes pourront donc être atteints sans qu'il y ait propagation à distance. Ces organes, tout au moins la vessie qui est exceptionnellement envahie par un cancer de la prostate, joueront le rôle de territoire neutre, de lieu de passage ; seuls, les ganglions qui en dépendent seront lésés.

Les vaisseaux lymphatiques des vésicules séminales sont très nombreux. Ils forment, d'après Sappey, deux ou trois troncs qui vont de chaque côté se jeter dans les ganglions du petit bassin.

Pasteau et Delbet ont fort bien décrit les lymphatiques de la vessie. Ces lymphatiques aboutissent aux ganglions suivants :

1° Ganglions antérieurs. Au nombre de un ou deux, peu volumineux, accolés à l'artère vésicale antérieure. Sont situés sur la face antérieure de l'organe ;

2° Ganglions latéraux. Ce sont de petits ganglions situés sous le péritoine, le long de l'artère ombilicale ;

3° Ganglions iliaques. Plus nombreux, plus volumineux, placés à l'arrière de la paroi postérieure de l'excavation le long des vaisseaux iliaques externes et surtout internes et primitifs.

Le nombre des ganglions qui peuvent être en relation immédiate avec le territoire cancéreux est donc considérable. L'énumération n'est pourtant pas complète.

Dans ses leçons cliniques sur les affections chirurgicales de la vessie et de la prostate, le professeur Guyon a magistralement décrit ces coulées néoplasiques ayant comme origine la prostate et fusant à travers les organes du petit bassin. « Ce qui justifie le nom de carcinose prostato-pelvienne diffuse, c'est la dégénérescence constante précoce et étendue des ganglions lymphatiques. »

Or, la carcinose prostatique rongeant les organes du voisinage, par ce que M. Viannay dénomme *envahisse-*

ment secondaire direct, ira semer dans les ganglions qui sont sous la dépendance des tissus périprostatiques, néoplasiques à leur tour, les germes pathogènes.

La propagation ganglionnaire par voie directe est donc à peu près constante. Les patientes recherches de Pasteau portant sur sept observations ont permis dans sa thèse d'établir la statistique suivante :

$$
\left.
\begin{array}{l}
\text{Ganglions iliaques .}
\left\{
\begin{array}{lr}
\text{internes.} & 9 \\
\text{externes.} & 20 \\
\text{primitifs} & 2 \\
\text{non précisés.} & 16
\end{array}
\right. \\
\text{Ganglions pelviens.} \quad 27 \\
\text{Ganglions sacrés.} \quad 3
\end{array}
\right\} 86,95\ \%
$$

Les ganglions dont nous nous sommes jusqu'ici occupés ont évidemment au point de vue qui intéresse le clinicien, c'est-à-dire au point de vue diagnostic, une certaine importance.

Malheureusement ce sont des ganglions profonds. Ils sont situés derrière un plan musculaire assez épais et résistant, souvent derrière des viscères qui en masquent trop souvent la présence. Aussi, malgré leur constance, leur valeur au point de vue diagnostic est trop souvent annihilée par leur situation même qui les rend inabordables.

Mais l'adénopathie profonde n'est pas la seule adénopathie directe. Il en existe une autre que l'on rencontre au cours des tumeurs malignes de la prostate : celle-là superficielle, parfois visible même à la vue. C'est l'adénopathie inguinale. Il semble paradoxal de la citer au nombre des adénopathies immédiates de la prostate, les lymphatiques de cet organe n'ayant aucun rapport direct avec les ganglions inguinaux. Aussi nous ne ferons que la mentionner dans le groupe des adénopathies immédiates. nous réservant d'en faire une étude plus approfondie dans le chapitre ayant trait aux adénopathies à distance et d'en expliquer le mécanisme lorsque nous étudierons la pathogénie.

2° ADÉNOPATHIE A DISTANCE

Les ganglions qui reçoivent directement les lymphatiques de la prostate arrêtent pour un temps l'extension du néoplasme. Mais la barrière est rapidement franchie et ces ganglions devenant à leur tour centre de généralisation, les cellules cancéreuses poursuivent leur migration à travers les voies lymphatiques et vont porter au loin le mal primitivement localisé.

On peut donc donner comme définition à cette adénopathie à distance l'envahissement ganglionnaire éloigné qui succède à l'altération des ganglions tributaires des lymphatiques de la prostate.

De ces ganglions secondairement atteints les uns sont profonds et plus ou moins accessibles à la palpation ; les autres superficiels et faciles à explorer. D'où notre division de l'adénopathie à distance en deux chapitres : Adénopathie interne et Adénopathie externe.

A. *Adénopathie interne ou profonde.* — L'étude des masses ganglionnaires internes, éloignées de la prostate intéresse plus l'anatomo-pathologiste que le clinicien.

La palpation est souvent impuissante à nous les révéler. Les troubles qu'elles peuvent provoquer par leur présence sont tellement inconstants et variables que le clinicien ne peut y prêter sérieuse attention. L'examen du cadavre nous permet presque seul de constater la présence de ces ganglions profonds. Aussi croyons-nous qu'il est utile d'insister longuement sur ce genre d'adénopathie.

La migration de la cellule cancéreuse n'étant pour ainsi dire soumise à aucune loi fixe, il est impossible de donner une classification aux ganglions atteints secondairement.

Disons pourtant que les ganglions que frappe directement le cancer de la prostate étant nombreux, nombreux également seront les ganglions atteints secondairement.

Aussi n'est-on nullement étonné de voir un néoplasme ayant comme origine la prostate porter ses germes dans des ganglions ne semblant avoir aucune relation avec cet organe.

Troquart a vu des chapelets ganglionnaires entourant les vaisseaux iliaques, l'aorte abdominale, remontant le long de la colonne lombaire jusqu'au niveau du rein. Les ganglions lombaires, par suite de leurs relations plus intimes avec les ganglions frappés primitivement par le néoplasme, semblent être plus particulièrement atteints. Pasteau dans sa statistique les a trouvés envahis 27 fois 53 p. 100.

Engelhardt, dans un travail paru en 1899 dans *Wirchow's Archiv*, a constaté l'envahissement des ganglions du hile du poumon, des ganglions qui accompagnent le canal thoracique, des ganglions du mésentère, de ceux qui sont situés le long de l'aorte et de la colonne vertébrale.

B. *Adénopathie externe ou superficielle.* — Les ganglions qui ont une véritable valeur et dont la recherche ne doit jamais être négligée chaque fois que l'on soupçonne quelque affection viscérale profonde, chaque fois que le diagnostic est hésitant entre une affection bénigne ou maligne de la prostate, c'est l'examen des ganglions inguinaux et sus-claviculaires.

a) *Adénopathie inguinale.* — La présence d'une adénopathie inguinale, dit Belin, « permet de porter un diagnostic nosologique exact dans la plupart des cas de cancer latent ». M. Ch, Viannay insiste longuement sur la valeur de cette adénopathie dans les cancers viscéraux. A la suite de l'examen de nombreux cas de cancer de la prostate, il estime que l'adénopathie inguinale a dans cette affection une valeur de tout premier ordre, et « peut être considérée pratiquement comme la véritable adénopathie satellite de la carcinose prostatique » (1).

Ces conclusions sont nettes et ne laissent aucun doute sur l'importance de cette adénopathie. Les statistiques sont d'ailleurs là pour venir confirmer les assertions de M. Viannay. Sur 71 cas de cancer de la prostate examinés par Pasteau, 25 fois il trouva les ganglions inguinaux envahis, soit une proportion de 36,23 p. 100. Cette proportion est même faible, l'attention n'ayant été attirée suffisamment du côté de l'aine dans le cancer de la prostate que depuis quelques années et nous sommes persuadé qu'un examen méthodique de la région inguinale dans tout cas de tumeur maligne de la prostate donnerait une proportion plus forte.

____

(1) *Archives prov. de chirurgie,* 1901, p. 119.

Les ganglions de l'aine atteints appartiennent au groupe superficiel. Mais il n'est aucune localisation fixe dans l'envahissement ganglionnaire de cette région anatomique. Tous les ganglions que l'on y rencontre peuvent être pris: aussi bien les ganglions supérieurs que les inférieurs et moyens, et fait intéressant à signaler, l'adénopathie est tantôt unilatérale, tantôt bilatérale.

Des ganglions aberrants dépendant du groupe inguinal ont même été envahis ainsi que l'a constaté M. Bérard.

« Il a en effet observé l'an dernier, dans le service de M. le professeur Poncet, un malade atteint de carcinose prostato-pelvienne avec ganglions néoplasiques non seulement dans les aines mais encore dans la région sus-pubienne. Ayant fait des recherches sur ce point, il trouva signalée par Paulet la présence possible de ganglions lymphatiques dans le tissu cellulaire sous-cutané de la région sus-pubienne. Ces ganglions sont de véritables éléments aberrants de la chaîne inguinale supérieure (1). »

b) *Adénopathie sus-claviculaire*. — L'adénopathie sus-claviculaire, « le signe de Troisier », est un symptôme assez fréquent des cancers viscéraux. « Elle constitue, dit Troisier, un signe de grande valeur. Elle permet de déterminer une affection plus ou moins obscure de l'abdomen. Elle éclaire les cas désignés sous le nom de cancers latents de l'abdomen. »

La prostate, à titre d'organe abdominal, à titre d'organe riche en lymphatiques, ne pouvait échapper à la règle

(1) Ch. VIANNAY : Valeur séméiologique de l'adénopathie inguinale dans le diagnostic des cancers viscéraux, *Lyon médical*, 14 avril 1901.

commune, et de fait l'adénopathie sus-claviculaire a été constatée dans le cancer de la prostate.

La longueur du chemin à parcourir par la cellule cancéreuse pour arriver à la base du cou explique la rareté des cas; et après l'observation de Carlier qui attira le premier l'attention sur cette adénopathie dans le cancer de la prostate, on ne trouve que quatre observations où l'adénopathie soit mentionnée.

OBSERVATION I

CARLIER, *Bulletin médical du Nord*, 1893, p. 196.

Julien B...,trente-huit ans. Constatation dans le creux sus-claviculaire gauche d'un ganglion dur, mobile, indolent, gros comme un œuf de pigeon, situé dans le voisinage immédiat de la clavicule, et qui semble bien présenter tous les caractères des adénopathies cancéreuses.

OBSERVATION II

DUFOUR, *Bulletin de la Société anatomique*, juin 1894, p. 458.

Jean B..., soixante-neuf ans. Gros ganglions inguinaux à gauche. Dégénérescence des ganglions pelviens et lombaires. Au niveau du creux sus-claviculaire gauche on trouve un seul ganglion gros comme une noisette, arrondi. L'examen histologique des divers ganglions montre qu'il s'agit de carcinome avec travées fibreuses très nettes et cellules cancéreuses. Peu de lésions des ganglions sus-claviculaires, néanmoins lésions nettement cancéreuses.

OBSERVATION III

PAULY: Cancer prostato-pelvien avec adénopathie sus-claviculaire
gauche, *Lyon médical*, 1895, p. 262.

Homme de soixante-trois ans. Il existait trois ou quatre
ganglions dans le creux sus-claviculaire gauche et c'est un
point sur lequel M. le professeur Lépine a beaucoup attiré
l'attention soupçonnant un cancer viscéral latent. Le cancer de
la prostate a été une trouvaille d'autopsie.

OBSERVATION IV

JULIEN, thèse Paris, 1895, observation XXV.

R..., âgé de soixante-douze ans. Prostate grosse, dure. Ganglions inguinaux. La clavicule droite est devenue douloureuse,
paraît augmentée de volume mais on ne peut trouver de
ganglions tuméfiés dans son voisinage. Malgré ces conclusions,
Albarran, dans le traité de chirurgie de Le Dentu et Delbet,
classe cette observation parmi les cas d'adénopathie sus-claviculaire.

OBSERVATION V

ALBARRAN et N. HALLÉ, *Annales des maladies des organes
génito-urinaires*, 1900, p 225, observation XVIII.

M..., soixante et onze ans. Prostate augmentée de volume,
dureté ligneuse. Léger œdème de la jambe gauche. Existence
de ganglions sus-claviculaires à gauche. On constate à l'autopsie
que le cancer n'avait pas diffusé dans le bassin comme il le fait
habituellement ; il était resté encapsulé dans les limites de la
glande et ne s'était propagé qu'en suivant la voie lymphatique.

Dans cette étude nous n'avons eu en vue que le carcinome de la prostate. Or, l'anatomie nous apprend que deux sortes de tumeurs malignes atteignent la prostate : le carcinome et le sarcome.

La fréquence du carcinome l'emporte de beaucoup sur celle du sarcome. Sur 55 examens microscopiques, Engelbach a trouvé le carcinome 48 fois, le sarcome 7 fois.

Jusqu'en 1896 on ne rencontre dans la littérature médicale que quinze cas de sarcome auxquels Dupraz ajoute quelques observations personnelles.

Si nous avons donc négligé l'étude de l'adénopathie dans le sarcome de la prostate, c'est en premier lieu à cause de la rareté de cette affection ; c'est ensuite parce que le sarcome s'accompagne exceptionnellement d'adénopathie.

Virchow déclare « qu'une particularité le distingue des autres tumeurs malignes, c'est la fréquente immunité des ganglions lymphatiques ; on ne connaît presque pas de cas où les vaisseaux lymphatiques aient été trouvés remplis de masses sarcomateuses ».

Ziegler affirme même que jamais on n'a pu démontrer l'existence de lymphatiques dans les sarcomes ou dans leur sphère.

Le carcinome au contraire se développant au milieu du tissu conjonctif, en rapport direct par conséquent avec les origines des vaisseaux lymphatiques, a une tendance naturelle à envahir le système ganglionnaire. Le sarcome se propage, lui, presque toujours par la voie sanguine.

De toutes les observations mentionnant l'adénopathie dans le cancer de la prostate, une seule signale l'envahis-

sement des ganglions au cours d'un sarcome de la prostate : Obs. XVIII (in thèse Engelbach), Isambert, *Bulletin
de la Société anatomique*, 1853.

Enfant de huit ans et demi, apporté à l'Enfant-Jésus, pour
rétention complète d'urine. A l'autopsie on trouve une volumineuse tumeur sarcomateuse de la prostate ayant envahi les
ganglions pelviens et la vessie.

3° ÉPOQUE DE L'APPARITION DE L'ENVAHISSEMENT GANGLIONNAIRE

L'adénopathie dans le cancer étant un moyen de diagnostic de premier ordre, son apparition précoce serait
d'un concours bien précieux au médecin n'osant affirmer
la bénignité ou la malignité d'une tumeur, ou hésitant
même sur le mal caché dont souffre celui qui vient le
consulter.

Malheureusement, l'envahissement ganglionnaire n'est
qu'un symptôme de généralisation et si les renseignements qu'il donne ont une réelle valeur, c'est plus souvent comme symptôme de confirmation que comme premier signe d'une tumeur ignorée ou latente.

Des recherches de MM. Regaud et Barjon, il résulte que
la date de l'apparition de l'envahissement ganglionnaire
dépend, et de la malignité de la tumeur primitive, et de la
richesse en lymphatiques de la région où elle siège.

Les tumeurs de la prostate réalisent au premier chef
cette association : malignité, le carcinome est fort riche
en cellules épithéliales, pauvre en tissu conjonctif ;

richesse en lymphatiques, il est inutile de revenir sur cette notion sur laquelle nous avons déjà insisté.

MM. Soupault et Labbé et d'autres auteurs ajoutent à ces deux données le jeune âge. Si parfois les tumeurs malignes de la prostate frappent l'enfance, l'absence de réaction ganglionnaire par suite de la nature de ces tumeurs (sarcome), enlève dans le cas qui nous intéresse toute importance à cette donnée. Le cancer de la prostate est dans la grande majorité des cas une maladie de la vieillesse.

La tuméfaction ganglionnaire dans le cancer de la prostate devrait donc être précoce et donner d'importants renseignements cliniques. Il faut avouer qu'il est loin d'en être toujours ainsi et que même la date d'apparition de l'adénopathie est presque toujours impossible à préciser.

Souvent début latent de la néoplasie, ganglions primitivement atteints situés profondément et cachés par de nombreux organes ; tout semble donc concourir pour empêcher au clinicien de se rendre compte dès son début du mal qui sera inexorable lorsqu'il sera connu.

Inférant du semblable au semblable et reportant au cancer de la prostate les statistiques qui ont été établies pour le cancer du sein, on peut conclure que l'adénopathie commence entre le onzième et le dix-huitième mois.

Elle débuterait beaucoup plus tôt, dit Delbet s'appuyant sur ce fait que des ganglions inappréciables ont été trouvés cancéreux.

Les adénopathies inguinales et sus-claviculaires par suite de leur situation superficielle auraient une valeur de premier ordre si leur apparition n'était le plus souvent

qu'un signe tardif de généralisation de la tumeur, soit
aux ganglions tributaires immédiats de la prostate, soit
aux organes voisins, et lorsqu'on les remarque d'autres
symptômes plus manifestes ont en général donné l'éveil
au clinicien.

Il est bien évident que se trouvant dans les mêmes
conditions au point de vue de leur envahissement (les
ganglions inguinaux et sus-claviculaires étant atteints
dans la majorité des cas par voie indirecte), plus proches
seront les ganglions de la tumeur, plus précoce sera leur
envahissement.

La cellule cancéreuse partie de la prostate aura un
chemin considérable à parcourir pour atteindre les ganglions sus-claviculaires. Leur engorgement sera donc
tardif. Mais par suite du voisinage de la prostate et de la
région inguinale, par suite aussi de l'évolution latente
assez longue du cancer, l'adénopathie inguinale a pu avant
tout autre symptôme mettre sur la voie du diagnostic de
cancer de la prostate.

Cette notion de la précocité à l'envahissement des
ganglions inguinaux est déjà signalée dans la thèse de
M. Labadie (page 17). Mais il la considère à un tout
autre point de vue, puisqu'il la rend responsable d'erreurs de diagnostic. M. Viannay au contraire, dans un
article paru dans le *Lyon médical* (oct. 1900), insiste sur
la valeur séméiologique de cette adénopathie précoce. A
l'appui de son assertion il cite deux observations dont
l'une, la suivante, nous intéresse particulièrement.

OBSERVATION VI (1) (résumée)

X..., soixante et un ans, ébéniste. — Salle Saint-Louis, service de M. Jaboulay.

Début il y a seize mois. — Apparition dans le pli de l'aine gauche d'une tumeur ganglionnaire, arrondie, dure et indolente. Le malade ne s'inquiéta pas tout d'abord de cette « grosseur » qui ne lui causait pas la moindre gêne. Bientôt cependant, sous l'influence de la fatigue et des efforts, cette « glande » se mit à augmenter passagèrement de volume et à devenir momentanément douloureuse.

Presque en même temps que cette tumeur de l'aine gauche, en était apparue une autre dans l'aine droite, semblable à la première, mais cependant plus molle. Cette dernière fut considérée comme une hernie par un médecin qui conseilla le port d'un bandage.

Un mois après œdème du membre inférieur gauche, d'abord péri-malléolaire, puis occupant toute la jambe. Au bout de dix mois, douleurs dans le bas-ventre, coliques. Cependant que la tumeur inguinale gauche augmentait insensiblement de volume.

Le malade prit pendant un mois de l'iodure de potassium sans résultat. Apparition de la constipation.

Il y a quatre mois seulement, apparition de troubles urinaires. Le premier en date fut la fréquence des mictions surtout accentuée la nuit. Dès qu'il était debout, quelques gouttes d'urine s'échappaient par l'urètre sans qu'il pût les retenir.

La miction s'accompagnait d'une sensation de cuisson au bout de la verge.

A l'entrée du malade à l'Hôtel-Dieu tous ces symptômes fonctionnels persistent.

Examen objectif : Par le toucher rectal, on sent, à la hauteur de la prostate, une masse volumineuse, dure et bosselée, refou-

(1) Adénopathie inguinale précoce au cours d'un cancer viscéral. Ch. VIANNAY, *Lyon médical*, 28 octobre 1901.

lant en arrière la paroi antérieure du rectum, mais sans lui adhérer. Cette tumeur a à peu près le volume d'une grosse orange.

Une sonde molle introduite dans l'urètre pénètre assez aisément jusque dans la vessie, en rencontrant seulement une légère résistance et en éveillant une légère douleur dans l'urètre prostatique. Il s'écoule un peu d'urine claire et limpide et la sonde ressort absolument nette sans ramener la moindre goutte de sang. Le malade n'a jamais eu, d'ailleurs, la moindre hématurie.

Cet homme est soumis au traitement par le bichlorhydrate de quinine. A deux reprises, son ganglion inguinal néoplasique a été le siège d'une poussée subaiguë. La glande en question est devenue plus volumineuse, plus dure, plus adhérente et légèrement douloureuse. Puis au bout de quelques jours tout est rentré dans l'ordre et la tumeur ganglionnaire a repris son volume primitif.

4° SYMPTOMES DE L'ADÉNOPATHIE CANCÉREUSE

Ces symptômes varient suivant le siège de l'adénopathie. Aussi, étudierons-nous séparément les symptômes des adénopathies superficielles et des adénopathies profondes.

1° *Adénopathie superficielle.*

a) *Caractères objectifs : Volume.* — Le volume des ganglions est fort variable. Il oscille entre celui d'un pois et celui d'une orange. En général, plus l'affection est avancée, plus considérable est le volume des ganglions.

Consistance. — Les ganglions cancéreux donnent à la palpation une sensation presque caractéristique. Ils sont d'une dureté remarquable. Ce sont des ganglions ligneux.

Nombre. — Le nombre est variable, mais un seul est pris au début. Les ganglions sont rarement isolés; ils forment par leur agglomération une masse unique et bosselée.

Unilatéralité. — Très souvent les ganglions sont unilatéraux.

Mobilité. — D'abord mobile sous la peau, le ganglion premier atteint devient moins mobile. Il adhère aux plans profonds d'abord, puis plus tard aux ganglions voisins. Enfin la peau, qui jusqu'ici était encore mobile sur la tumeur, finit par lui adhérer. Les choses peuvent rester dans cet état pendant un temps plus ou moins long ; souvent l'évolution du néoplasme primitif ne laisse pas à la tumeur ganglionnaire le temps d'aller plus loin.

Parfois, le ganglion arrive à la période de ramollissement et d'ulcération. De l'ulcération s'écoule un peu de sang et de liquide ichoreux et fétide. Mais ici le processus de désagrégation s'accompagne d'un bourgeonnement incessant qui amène à la surface de l'ulcération des masses néoplasiques constamment renouvelées.

b) *Caractères subjectifs*. — Les caractères subjectifs sont à peu près nuls ; on observe bien rarement des phénomènes de compression et l'indolence est pour ainsi dire la marque du ganglion cancéreux. Nous signalerons pourtant au cours de cette adénopathie superficielle la possibilité de poussées subaiguës dues très probablement à une infection banale surajoutée. Le ganglion devient alors plus gros et légèrement douloureux sans cesser d'être dur. Parfois même, ces poussées peuvent être franchement aiguës et aller jusqu'à la suppuration.

De ces caractères aucun n'est absolu. Mais l'ensemble supplée à l'insuffisance de chacun et lorsque l'on constate chez un sujet affaibli et ayant atteint l'âge du cancer un ganglion dur et indolore, qui par son volume tranche sur les ganglions voisins et dont l'hypertrophie n'est expliquée par aucune lésion superficielle, on peut presque à coup sûr porter le diagnostic d'adénopathie cancéreuse.

2° *Adénopathie profonde.*

a) *Caractères objectifs.* — En général plus proche est le ganglion de la tumeur, plus considérable est son volume. Rien d'étonnant donc à rencontrer ces masses ganglionnaires énormes entourant les vaisseaux iliaques, l'origine de l'aorte, cherchant à fuser par toutes les échancrures du bassin, sur lesquelles Nicolas dans sa thèse sur le cancer latent de la vessie, inspirée par M. le professeur Rochet, insiste longuement.

Souvent lorsque celui qui se plaint de rétention d'urine, de douleur à la miction et à la défécation, d'hématurie vient consulter le médecin, l'état de cachexie dans lequel se trouve le malade ayant fait disparaître en partie le tissu adipeux abdominal, l'adynamie ayant mis les muscles dans une résolution presque complète, le chirurgien est frappé par la présence de ces gâteaux ganglionnaires situés dans les fosses iliaques, s'étendant d'un ilion à l'autre, quelquefois même remontant jusqu'à l'ombilic, que la palpation hypogastrique, associée ou non au toucher rectal, que quelquefois la percussion doivent presque toujours permettre de sentir à une période avancée de la maladie.

b) *Caractères subjectifs.* — Parfois rien n'attire spécialement le chirurgien sur la recherche de ces ganglions
profonds, qu'un palper superficiel, sur un individu dont
l'état général ne paraît pas altéré, n'a pas révélés. La
découverte des ganglions est trouvaille d'autopsie.

Mais la marche de l'adénopathie n'est pas toujours
silencieuse; si la palpation de ces masses ne provoque
d'ordinaire aucune douleur, on voit parfois le malade
accuser de violentes douleurs qui n'ont d'autre origine que
la compression de certains nerfs par les masses ganglionnaires sur les plans osseux du voisinage.

Fréquemment se trouvent signalées dans les observations les douleurs sciatiques. La compression des branches
antérieures du plexus hypogastrique provoque des douleurs s'irradiant dans les bourses, la paroi abdominale, les
aines. Les malades se plaignent aussi de douleurs dans la
région sacrée.

Si la cavité pelvienne est sillonnée par de nombreux et
importants filets nerveux, elle est aussi le lieu de passage
de vaisseaux volumineux. Rien d'étonnant donc à la constatation d'œdème des membres inférieurs, œdème le plus
souvent unilatéral, que nous trouvons noté assez souvent
en parcourant les observations de cancer de la prostate.

Enfin, dans quelques observations se trouvent signalés
des phénomènes d'hydronéphrose dus à la compression uni
ou bilatérale des uretères.

CHAPITRE IV

ÉTUDE ANATOMO-PATHOLOGIQUE

L'étude de l'altération des ganglions lymphatiques dans
la sphère des néoplasmes malins a été magistralement
traitée dans le courant de ces dernières années. Aussi
serons-nous bref sur cette question ; l'adénopathie n'ayant
pas spécialement été étudiée dans le cancer de la prostate
et les lésions des ganglions étant vraisemblablement les
mèmes dans ce cancer que dans les autres.

Citons pour mémoire les travaux de MM. Regaud et
Barjôn (1896), du Dʳ G. Nepveu (1898), de MM. Soupault,
Labbé et Bezançon (1900), enfin ceux d'Oreste Sganbati.

Avec MM. Regaud et Barjon nous distinguerons trois
formes d'adénopathies dans le voisinage des cancers :

1° Engorgement ganglionnaire précancéreux ;

2° Ganglions infiltrés soit par microbes pyogènes, soit
par tuberculose ;

3° Ganglions cancéreux.

1° *Cirrhose précancéreuse*. — Altération précoce, caractérisée par l'hypertrophie des centres germinatifs, l'oblitération du réseau caverneux, l'épaississement de la charpente conjonctive de l'organe. La suractivité fonctionnelle est destinée sans doute à produire la leucocytose que l'on observe au début du cancer. Un ganglion ainsi altéré est pour un certain temps une barrière à la propagation du cancer (Cornil et Ranvier).

2° *Ganglions infectés par microbes pyogènes ou tuberculose*. — C'est une infection secondaire banale. La porte d'entrée des microbes étant la prostate ulcérée et communiquant par les conduits naturels avec l'extérieur. Aussi ne nous étendrons-nous pas plus longuement sur la nature de cette infection.

3° *Ganglions cancéreux*. — Nous avons donné en étudiant la symptomatologie de l'adénopathie dans le cancer les caractères macroscopiques du ganglion cancéreux ; il est donc inutile de revenir sur ce point.

L'examen macroscopique nous donne des signes de probabilité, l'examen microscopique des signes de certitude.

Quels sont donc les renseignements que nous fournit l'étude microscopique des ganglions cancéreux ?

La cellule épithéliale après son passage dans les vaisseaux lymphatiques pénètre dans le ganglion par les sinus sous-capsulaires, et l'envahit peu à peu, détruisant en dernier lieu les centres germinatifs. A ce moment la structure du ganglion est méconnaissable et ne diffère en rien de la tumeur primitive qui lui a donné naissance.

Les vaisseaux lymphatiques sont rarement lésés : mais

parfois l'on peut sentir des cordons indurés entre la tumeur primitive et les ganglions engorgés. Des cellules cancéreuses peuvent même s'arrêter en certains points rétrécis des vaisseaux blancs, s'y accumuler et les faire éclater. Suivant Debove l'altération des vaisseaux serait due non pas à la greffe sur leurs parois de l'élément néoplasique, mais à la prolifération de l'endothélium lymphatique.

CHAPITRE V

PATHOGÉNIE

———

L'étude anatomique et clinique nous a montré quels étaient les ganglions envahis dans le cancer de la prostate. Il nous reste à étudier la pathogénie de ces diverses adénopathies.

Comme nous l'a fait voir l'étude anatomo-pathologique, il peut y avoir adénopathie dans les ganglions auxquels se rendent les lymphatiques de la tumeur, sans qu'il y ait envahissement néoplasique proprement dit de ces ganglions. Mais ces faits sont rares et l'on a le plus souvent adénopathie cancéreuse vraie, et nous insisterons principalement sur la pathogénie de ces cas-là.

C'est une question assez compliquée, qui nécessite pour être exposée clairement une classification.

Nous distinguerons donc avec MM. Regaud et Barjon :

1º Des adénopathies par envahissement ganglionnaire direct ;

2º Des adénopathies par envahissement ganglionnaire rétrograde.

En troisième lieu, nous signalerons un mode d'envahissement plus rare et que nous appellerons : envahissement
de proche en proche.

1° *Adénopathies par envahissement ganglionnaire
direct.* — Depuis fort longtemps, l'observation clinique
laissait supposer que la voie de propagation des tumeurs
malignes se faisait par les lymphatiques. Schroeder van
der Kölk, Kraûse, Klebs, Lücke en tentèrent la démon-
stration. Mais la constatation réelle de la communication
du néoplasme avec les réseaux lymphatiques est de date
récente. C'est Cornil qui en 1881, à l'aide de ses injections au bleu de Berlin, montra le premier cette communication. Le réseau lymphatique étant ouvert, la cellule
néoplasique s'engageant dans les vaisseaux afférents,
aura tendance à suivre le cours de la lymphe et à s'arrêter au premier obstacle qui se trouvera sur son passage.
Ce sera ce ganglion qui servira pour un temps de barrière
à l'extension du carcinome.

Les mêmes lois qui président à la dissémination des
microbes pathogènes ou de leurs toxines s'appliqueront à
la propagation de l'élément néoplasique.

L'adénopathie par envahissement ganglionnaire direct
est donc réalisée chaque fois que la cellule cancéreuse
suivra pour arriver au ganglion le cours de la lymphe. Et
c'est ce mode de progression qui donne l'explication de
ces masses ganglionnaires multiples qui enchatonnent
la prostate carcinomateuse ou s'étendent au loin. Car s'il
est démontré que le plus souvent l'élément néoplasique
ne traverse pas d'emblée le ganglion, il est prouvé que le
rôle d'obstacle dévolu à ce ganglion ne dure qu'un temps

et que bientôt transformé en tumeur de même nature que le néoplasme dont il émane, il devient lui-même nouveau centre de propagation.

La cellule cancéreuse dans cet envahissement par voie directe peut être apportée au ganglion de différentes façons : ou bien les vaisseaux lymphatiques demeurent sains, ou bien ils sont envahis eux-mêmes par la néoplasie.

Dans le premier cas il se produit en général ce que l'on nomme une embolie. Les éléments cancéreux vont coloniser à distance, ne laissant aucune trace de leur passage dans les canaux vecteurs ; ils s'arrêtent dans le sinus sous-capsulaire du ganglion. C'est le mode le plus fréquent de propagation.

Dans le second cas les éléments néoplasiques se greffent sur les vaisseaux lymphatiques. Il y a lymphangite cancéreuse. Le mal se propage de proche en proche et le ganglion est ainsi atteint par continuité.

Mais comme nous l'avons fait remarquer à l'étude clinique, si les ganglions viscéraux tiennent une place fort importante dans les adénopathies qui avoisinent la prostate, des ganglions superficiels, le groupe inguinal, peuvent être envahis directement par la cellule cancéreuse. Et pourtant la prostate n'est nullement en relation avec les ganglions de l'aine. C'est que, comme le fait remarquer Guyon, dans nombre de cas, le cancer de la prostate a une marche essentiellement envahissante. Il ronge les organes qui l'avoisinent. Or, parmi ces organes il en est qui sont tributaires par leurs lymphatiques des ganglions de l'aine, ce sont l'urètre, l'étage inférieur du périnée, l'anus.

Et l'on conçoit facilement combien un organe, tel que l'urètre, traversant la prostate cancéreuse doit fréquemment être envahi par un mal qui lui est contigu. La cellule cancéreuse n'aura plus qu'à suivre le cours de la lymphe pour atteindre les ganglions de l'aine.

2° *Adénopathie par envahissement ganglionnaire rétrograde.* — L'adénopathie inguinale dans le cancer de la prostate ne se fait pas uniquement par envahissement secondaire des tissus avoisinant cet organe. Des ganglions inguinauux néoplasiques ont été rencontrés, alors que les limites de la loge prostatique n'avaient pas été franchies. D'un autre côté, comment expliquer l'envahissement des ganglions sus-claviculaires? Ils n'ont aucune relation avec la prostate, leurs vaisseaux afférents venant de la partie supérieure du corps. La cellule néoplasique pour atteindre les ganglions devra remonter le courant lymphatique. Ce sera par les canaux efférents que se produira l'infection ganglionnaire.

Différents mécanismes ont été invoqués pour expliquer cette marche rétrograde du processus néoplasique.

Lymphangite cancéreuse. — Nous en avons déjà parlé à propos de l'adénopathie par envahissement direct. Rarement les vaisseaux lymphatiques sont lésés par le processus néoplasique. Un des symptômes du cancer du canal thoracique est justement l'adénopathie sus-claviculaire. Mais jamais la prostate n'a été le point de départ de ce cancer toujours secondaire.

L'autopsie a prouvé que les ganglions inguinaux pouvaient être atteints par une lymphangite cancéreuse à marche rétrograde et que cette lymphangite siégeait sur les troncs reliant soit le mésentère, soit les ganglions iliaques (Broca, Jolly) aux ganglions de l'aine. Mais en somme la lymphangite cancéreuse est relativement rare, plus rare en tout cas que l'envahissement rétrograde des ganglions par le cancer.

Reflux de la lymphe. — Lorsque les ganglions situés dans le territoire d'une tumeur ont été envahis par le processus morbide, il se produit dans ces ganglions un travail de sclérose qui peut arriver à entraver le cours de la lymphe. D'où, suivant Recklinghausen, arrêt momentané de la circulation, mouvement oscillatoire et même reflux de la lymphe. Des ganglions iliaques engorgés opposant une barrière au courant lymphatique, la lymphe pour s'écouler sera obligé de suivre une marche rétrograde ou de prendre une voie détournée. On sait que les ganglions iliaques communiquent avec les ganglions inguinaux; il n'est donc pas surprenant que l'envahissement des ganglions iliaques soit suivi de l'altération des ganglions inguinaux.

On admet généralement que les valvules ne sont pas un obstacle insurmontable à cette marche rétrograde.

Mouvements des cellules cancéreuses. — C'est la théorie de Waldeyer. Suivant cette théorie, tout hypothétique du reste, les cellules cancéreuses seraient douées de mouvements amiboïdes qui leur permettraient de remonter le courant lymphatique.

Thrombose lymphatique. — MM. Regaud et Barjon ont constaté que des cellules cancéreuses arrêtées dans un

vaisseau lymphatique pouvaient en proliférant sur place
donner naissance à une thrombose, d'où partent des cellules, qui, s'engageant dans les vaisseaux efférents, arri-
vaient à infecter le ganglion par son hile. Cette explication
qui a sur toutes les autres le grand mérite d'être appuyée
sur une constatation précise, nous rend compte d'une
façon très satisfaisante de l'envahissement rétrograde des
ganglions. On comprend fort bien que ce bourgeonnement
des cellules cancéreuses dans la lumière d'un vaisseau
lymphatique, puisse par ses prolongements écarter les
valvules et les appliquer contre les parois du vaisseau.
Cette théorie est bien plus facile à admettre que le cours
rétrograde, dans les vaisseaux lymphatiques en dépit des
valvules, de la lymphe chargée de cellules cancéreuses,
comme le veut la théorie du reflux. Cette thrombose a
d'ailleurs été constatée depuis par Oreste Sganbati.

C'est dans cette classe des adénopathies par voie rétrograde qu'il faut faire rentrer la majorité des cas d'adénopathie inguinale et sus-claviculaire.

Sur les ganglions inguinaux nous ne reviendrons pas.

L'envahissement des ganglions sus-claviculaires se fait
par un double mécanisme. La cellule cancéreuse suit
d'abord le cours de la lymphe par un des modes indiqués
précédemment, mais arrivée dans l'angle que forment les
vaisseaux efférents des ganglions sus-claviculaires et
l'anse du canal thoracique, la cellule cancéreuse doit
s'engager dans les vaisseaux efférents et par conséquent
remonter le cours de la lymphe pour arriver aux ganglions.
La cellule néoplasique dans ce mouvement rétrograde
usera d'un des procédés que nous venons d'indiquer mais
plusieurs auteurs parmi lesquels il faut citer Troisier ont

montré qu'au point d'abouchement du canal thoracique dans l'angle formé par les veines sous-clavière et jugulaire interne, la vitesse du courant veineux est soumise par suite des mouvements respiratoires et des efforts à de continuelles variations. D'où parfois arrêt et même reflux du courant sanguin qui se fait sentir jusque dans le canal thoracique ainsi que Heller l'a démontré à l'aide de ses injections de farine. Les vaisseaux efférents des ganglions sus-claviculaires émergeant près du point de terminaison de ce canal rien d'étonnant à ce qu'ils prennent part aux mouvements oscillatoires de la lymphe dans le canal thoracique et que le reflux lymphatique porte jusqu'aux ganglions sus-claviculaires la cellule cancéreuse.

De plus les vaisseaux efférents des ganglions sus-claviculaires semblent continuer la direction du canal thoracique. Heller admettant la contraction des lympathiques il est possible que la contraction des parois du canal thoracique soit suffisante pour amener aux ganglions sus-claviculaires la cellule néoplasique. Le cheminement serait encore favorisé, dit Bonamy, par l'absence de valvules dans les lymphatiques venant des ganglions sus-claviculaires.

3° *Adénopathie par envahissement de proche en proche.* — Dans la majorité des observations de carcinome de la prostate on trouve à l'autopsie la glande prostatique encapsulée par de volumineuses masses ganglionnaires lui adhérant. On sait d'autre part que la caractéristique du cancer de la prostate est sa marche envahissante. Rien de surprenant donc à ce que le carcinome agisse de la même façon pour les ganglions périprostatiques que pour les tissus environnants. Il les envahit en les rongeant.

Il nous a semblé intéressant de rapprocher de ce mode d'envahissement des ganglions situés au pourtour de la prostate la propagation à un ganglion de Cloquet d'un cancer de l'estomac (1).

Malade âgée de quatre-vingt-deux ans, présentant à l'aine droite une tuméfaction du volume d'une noix; dure, rénitente, douloureuse à la pression et qui semble se continuer par un pédicule passant par l'anneau crural avec une sorte de cordon induré qu'on sent à ce niveau dans l'abdomen. En disséquant cette tuméfaction qui n'est autre qu'un ganglion, on s'aperçoit qu'on attire avec son bord supérieur un cul-de-sac péritonéal absolument analogue à un sac de hernie crurale et auquel le ganglion est intimement adhérent. L'infection cancéreuse s'est faite par l'intermédiaire des lymphatiques péritonéaux; le péritoine en contact avec le ganglion de Cloquet l'a infecté, lui est devenu adhérent et c'est par cet intermédiaire qu'a été pris tout le groupe des ganglions inguinaux. M. le professeur Vallas, qui admet que les ganglions ont été envahis non pas par la voie lymphatique mais par la voie péritonéale, croit que bien souvent, lorsque les ganglions sus-claviculaires sont lésés au cours d'un cancer viscéral, il faut incriminer une propagation par la plèvre et non par le système lymphatique.

(1) Communication de Piollet à la Société des sciences médicales (séance du 23 janvier 1901). *Prov. méd.* 26 janvier.

CHAPITRE VI

DIAGNOSTIC

—

De même que jusqu'ici nous avons étudié séparément les ganglions envahis dans le cancer de la prostate en ganglions profonds et ganglions superficiels, de même en traitant la question du diagnostic nous utiliserons la même division.

A. — Adénopathies profondes

Le diagnostic des adénopathies profondes est fort délicat parce que les symptômes sont peu nombreux et parce que les masses néoplasiques sont peu accessibles à travers les différents plans qui les séparent de la main du chirurgien.

Est-ce un ganglion ?

Le palper hypogastrique, le toucher rectal, les symptômes de compression nous donnent bien d'importants renseignements mais ne nous permettent pas d'affirmer d'une façon ferme le diagnostic. Comment en effet

distinguer les masses ganglionnaires des bourgeonne-
ments néoplasiques de la prostate ou des tumeurs des
organes intra-abdominaux ?

L'insuffisance de nos moyens d'investigations nous
explique les nombreuses erreurs de diagnostic. Guyon
rapporte l'observation d'un malade du service du Dr Moore
qui présentait au niveau de la fosse iliaque une tumeur
pulsatile. Le diagnostic d'anévrisme de l'artère iliaque
externe fut porté et Moore procéda à la ligature de l'iliaque.
L'autopsie démontra qu'il existait un cancer de la prostate
et que les ganglions dégénérés de la fosse iliaque avaient
fait croire à l'existence d'un anévrisme de cette artère.

S'il nous est difficile de diagnostiquer la présence des
ganglions situés dans la profondeur de la cavité abdominale, il nous est impossible d'en définir la nature. Le
palper qui nous rend de si précieux services lorsqu'il s'agit
de ganglions superficiels ne nous donne ici que des
sensations fort obscures. Car la consistance presque
caractéristique des ganglions cancéreux est dénaturée par
les différents plans situés au devant des ganglions et
particulièrement par la présence du tube digestif en avant
des régions où siègent les groupes ganglionnaires profonds.
En effet le tube digestif, distendu par les gaz, empêche la
main exploratrice d'arriver jusque sur les masses ganglionnaires qui sont toutes situées sur la paroi postérieure
de la cavité abdominale ; en outre, le gros intestin est
souvent distendu par des matières fécales, surtout chez
les cancéreux prostatiques habituellement constipés, et
ces matières accumulées pourraient en imposer parfois à
un explorateur peu attentif pour des masses ganglionnaires.

B. — Adénopathies superficielles

Ces adénopathies sont d'un diagnostic beaucoup plus aisé que les adénopathies profondes en raison de leur situation superficielle et de leur exploration facile.

Nous étudierons successivement le diagnostic des adénopathies inguinales et des adénopathies sus-claviculaires. Ainsi que nous le dirons plus loin, de ces deux adénopathies, c'est l'inguinale qui a la plus grande importance et la plus grande valeur séméiologique dans le diagnostic de la carcinose prostatique.

a) **Diagnostic de l'adénopathie inguinale** (1). — Pour établir ce diagnostic, il faut : d'abord distinguer l'adénopathie cancéreuse des autres tumeurs solides de l'aine qui ne siègent pas dans les ganglions ; ensuite, différencier l'adénopathie cancéreuse, des autres adénopathies inguinales ; enfin éliminer l'hypothèse d'un cancer ganglionnaire primitif.

1° *La tumeur est-elle ganglionnaire ?* Cette question est, en général, résolue d'emblée et dès le premier examen.

Dans certains cas cependant, le diagnostic de « ganglion » peut présenter quelques difficultés.

On a vu des productions pathologiques très variées de la région inguino-crurale être prises pour des ganglions, ou inversement.

(1) Ce paragraphe a été rédigé, pour nous, par M. Viannay.

Il faudra donc, en face d'un cas douteux, passer successivement en revue, pour les éliminer, toutes les tumeurs solides de l'aine, à siège extra-ganglionnaire et même certaines tumeurs liquides, car, d'une part, un ganglion néoplasique peut se ramollir et arriver à constituer une véritable tumeur liquide, d'autre part, une tumeur liquide peut être très tendue et avoir une consistance dure, qui rappelle celle d'une tumeur solide.

Seules, les tumeurs de l'aine nettement gazeuses (hernies réductibles) sont ici complètement hors de cause.

Parmi les tumeurs solides, on devra éliminer d'abord les *lipomes*. Mais les lipomes de l'aine sont le plus souvent fluctuants, et non point durs; à leur niveau, la peau reste indéfiniment intacte et mobile sur la tumeur. Enfin, ils évoluent lentement et sans retentir sur l'état général.

On ne prendra pas, non plus, pour une adénopathie cancéreuse secondaire, un *sarcome* de l'aine. Les sarcomes de la peau seront facilement éliminés en raison de leur point de départ cutané, facile à reconnaître. Les sarcomes musculaires et aponévrotiques forment des tumeurs auxquelles on ne peut imprimer que très peu de mouvements, et qui sont fixées par la contraction des muscles de la cuisse. De même, les sarcomes de la gaine des vaisseaux fémoraux, bien étudiés par Czerny et Regnault, se traduisent par une tuméfaction mal limitée, et dès le début adhérente dans la profondeur. Quant aux sarcomes primitifs des ganglions, nous verrons plus loin quels caractères les distinguent des adénopathies cancéreuses secondaires.

Les tumeurs à point de départ squelettique (ostéo-sarcomes, enchondromes, fibromes périostiques) qui peuvent venir faire saillie à la région inguinale se reconnaîtront à leur consistance spéciale, à leur volume, à leur unilatéralité, et enfin à la présence fréquente d'un pédicule (Dolbeau) les reliant à leur point osseux d'origine.

Le diagnostic de l'adénopathie inguinale cancéreuse devra se faire avec certaines variétés de hernies. Nous avons rapporté récemment (1) plusieurs cas dans lesquels un ganglion satellite d'un néoplasme de la prostate, du rectum ou du péritoine fut pris pour une hernie. Dans un de ces cas, la malade avait été admise d'urgence à l'Hôtel-Dieu de Lyon, dans le service de M. Jaboulay, pour une prétendue hernie étranglée. Elle présentait, dans la région inguinale gauche, une tumeur du volume d'une grosse noix, dure, mate, douloureuse au palper, et sur laquelle la peau, non modifiée dans son aspect, était aisément mobilisable. En même temps, depuis deux jours, cette femme vomissait, n'était pas allée à la selle et son ventre était ballonné. La malade étant éthérisée pour la cure radicale, on s'aperçut, au cours d'un dernier examen que l'on avait affaire, non pas à une hernie, mais à un ganglion néoplasique secondaire à un cancer viscéral qui siégeait, ainsi que le montra plus tard l'autopsie, dans le péritoine et le grand épiploon. Un cas très analogue vient d'être observé par M. Vallas et rapporté à la Société des sciences médicales de Lyon, par notre collègue M. Piollet (2).

Belin, dans sa thèse, rapporte une observation de

(1) Viannay, *Lyon médical*, 1900, et *Archives provinciales de chirurgie*, 1901.

(2) Piollet, *Province médicale*, 26 janvier 1901, p 46.

Ménétrier dans laquelle l'erreur inverse fut commise ; un vieux sac herniaire déshabité occupant la région inguinale droite d'un homme atteint de cancer de l'estomac fut pris pour un ganglion néoplasique.

On évitera cette erreur en recherchant la réductibilité de la tumeur et son expansion dans les efforts.

Soupault et Labbé ont relaté un cas dans lequel une plaque d'athérome siégeant au point de séparation de la fémorale et de la fémorale profonde fut prise pour un ganglion cancéreux.

Enfin, nous mentionnerons, pour être complet, les abcès par congestion, les adéno-lymphocèles, les bourses séreuses développées au-devant d'une hernie contenue par un bandage. Mais jamais ces différentes lésions ne donnent autant que les ganglions la sensation d'une tumeur dure et arrondie, roulant sous le doigt.

Quand on aura acquis la certitude que la tumeur de l'aine siège bien dans un ganglion, on devra éliminer les affections autres que le cancer susceptibles d'augmenter le volume du ganglion.

2° *Est-ce un ganglion cancéreux ?* MM. Soupault et Labbé considèrent cette question comme impossible à résoudre, en raison de l'extrême fréquence et de la multiplicité des causes de l'adénopathie inguinale, en raison aussi de l'amaigrissement qui, chez beaucoup de sujets, rend cette adénopathie plus apparente.

Nous pensons que ces causes d'erreur peuvent être écartées et qu'il est possible de faire couramment le diagnostic de l'adénopathie inguinale cancéreuse.

Tout d'abord une question préliminaire se pose, où commence l'adénopathie ?

Il serait bien évidemment absurde de porter le diagnostic d'adénopathie cancéreuse, toutes les fois que l'on trouve dans la région inguinale, même chez un malade suspect de cancer, des ganglions appréciables à la palpation. On sent facilement les ganglions inguinaux, non seulement chez les personnes maigres, mais *chez tous les sujets*, sauf chez les obèses et chez les malades qui ont de l'œdème de la région inguinale, de cause locale ou générale. D'autre part, le volume des ganglions de l'aine, en dehors de tout état pathologique, varie d'un sujet à l'autre. Certains sujets ont de gros ganglions et d'autres de petits : on observe pour le système ganglionnaire les mêmes variations individuelles que pour le système veineux, par exemple.

En outre, il est assez commun de voir, à la suite des inflammations chroniques des organes génitaux (urétrites chroniques), de la région anale ou des membres inférieurs (ulcère variqueux), les ganglions de l'aine être atteints de sclérose et rester un peu plus volumineux et un peu plus durs qu'auparavant. Mais ces lésions retentissent en général sur la plupart des ganglions inguinaux qui augmentent tous plus ou moins de volume, sans qu'aucun d'eux prenne, au milieu des autres, un développement prépondérant.

L'augmentation de volume des ganglions de l'aine n'a donc pas grande signification quand elle est légère et qu'elle porte uniformément sur l'ensemble des ganglions de la région.

Mais il n'en est pas de même lorsque les ganglions inguinaux sont plus volumineux d'un côté que de l'autre, ou encore lorsqu'on voit, *au milieu d'une région ingui-*

nale, un ou deux ganglions se singulariser par leur volume nettement supérieur à celui de leurs voisins.

Si, en même temps, ce ou ces ganglions sont durs, indolores, et si l'on a affaire à un sujet âgé dont l'état général s'altère, il faut immédiatement songer à une adénopathie cancéreuse et diriger son examen dans ce sens.

L'adénopathie cancéreuse ne peut guère être confondue qu'avec trois sortes de lésions ganglionnaires : l'adénite chronique, la tuberculose et la syphilis tertiaire des ganglions.

En effet, les adénites aiguës infectieuses, banales ou spécifiques, n'entrent pas ici en ligne de compte, car leurs allures franchement inflammatoires et la constatation de leur lésion originelle les différencient trop nettement de l'adénopathie néoplasique. Les adénopathies de la période secondaire de la syphilis, de la lymphadénie, par leur symétrie, par leur extension à tout le système ganglionnaire, et enfin, par leurs caractères spéciaux, s'écartent aussi beaucoup de l'adénopathie néoplasique. Si bien qu'en définitive, le diagnostic de cette dernière adénopathie se pose surtout avec les trois affections ganglionnaires signalées plus haut : adénite chronique, tuberculose, syphilis.

L'adénite chronique débute insidieusement, comme l'adénopathie cancéreuse ; comme cette dernière, elle peut former dans l'aine une masse bosselée et indolente ; mais cette masse est toujours plus ou moins *mollasse* et n'acquiert jamais la dureté de l'adénopathie cancéreuse. En outre, la longue durée de l'affection, jointe à son peu de retentissement sur l'état général, sa suppuration facile à l'occasion d'une poussée aiguë, la persistance de trajets fistuleux, permettent de la distinguer aisément de l'adénopathie cancéreuse.

Le *bubon strumeux de l'aine,* avant sa période de caséification et de fistulisation, peut simuler assez bien l'adénopathie néoplasique. Mais seul, le bubon strumeux primitif est ici en cause, car la nature d'une adénite inguinale secondaire à une tumeur blanche, à une ostéite tuberculeuse du membre inférieur (Gangolphe), ou encore à un ulcère tuberculeux de la région ano-génitale, est suffisamment éclairée par la constatation de la lésion originelle.

Le bubon strumeux d'emblée, mono ou polyadénitique, a une consistance plus molle, plus rénitente que celle du bubon cancéreux. Il arrive souvent à former (bubon massif de l'aine) une masse bosselée, rénitente en certains points, molle et fluctuante en d'autres, remplissant la région inguinale et se continuant dans le bassin, avec une masse similaire formée par les ganglions iliaques. Ces caractères ne sont point ceux de l'adénopathie néoplasique, qui n'atteint que très rarement un pareil volume. D'ailleurs si quelques doutes subsistaient, ils seraient dissipés lors de l'ulcération de la tumeur : on verra s'écouler du pus d'abcès froid et de la matière caséeuse, s'il s'agit d'une lésion tuberculeuse ; une sanie sanguinolente grumeleuse ou un liquide d'aspect gommeux, s'il s'agit d'un bubon cancéreux ramolli. En outre, caractère extrêmement important, un bubon cancéreux *ne s'affaisse pas* après évacuation de son contenu.

Les *gommes syphilitiques* des ganglions de l'aine peuvent simuler l'adénopathie néoplasique. Mais les gommes se localisent rarement dans les ganglions inguinaux ; elles ont. en outre, une évolution bien spéciale: elles passent par les périodes classiques de crudité, de ramollissement et d'ulcération, elles rétrocèdent rapidement sous l'influence du traitement spécifique. Cependant, dans certains cas de gommes ulcérées, à tendances phagédéniques, le diagnostic pourra être très difficile à faire avec le cancer ganglionnaire qui, lui aussi, peut tardivement se ramollir et s'ulcérer. Mais l'ulcération néoplasique a des bords plus durs, plus renversés, la masse de la tumeur est plus bosselée, plus indurée, le traitement spécifique est sans influence sur elle ; enfin, s'il le fallait, l'examen histologique d'un fragment de tumeur excisé lèverait tous les doutes. D'ailleurs, une adénopathie néoplasique n'arriverait pas à ce stade ultime de son évolution sans que la tumeur originelle ait attiré l'attention.

Nous en aurons fini avec le diagnostic différentiel de l'adénopathie inguinale cancéreuse, quand nous aurons cité pour mémoire cette hypertrophie des ganglions de l'aine, qui peut survenir à la suite d'un travail musculaire exagéré chez les gens qui cultivent la terre, ou encore chez les ouvriers de fabrique qui utilisent de préférence l'un des membres inférieurs (Gussenbauer).

3° *La néoplasie ganglionnaire est-elle secondaire?* La grande rareté des néoplasmes primitifs des ganglions inguinaux rend cette partie du diagnostic assez aisée.

Ces néoplasmes rares peuvent être des lymphadénomes ou des sarcomes.

Le *lymphadénome de l'aine* est caractérisé par la tuméfaction insidieuse, lente, sans douleur et sans réaction appréciable, des ganglions inguinaux. Il acquiert, sans s'ulcérer, un développement énorme et peut comprimer les vaisseaux fémoraux et le nerf crural. De plus, il est presque toujours accompagné de tumeurs semblables qui occupent les régions cervicale et axillaire.

Le *sarcome ganglionnaire de l'aine* forme aussi une tumeur beaucoup plus volumineuse et évolue beaucoup plus rapidement que les adénopathies cancéreuses secondaires. De plus il s'étend du côté de la cuisse en suivant la gaine des vaisseaux. Enfin le sarcome n'est jamais bilatéral et l'adénopathie cancéreuse secondaire revêt parfois ce caractère.

On peut donc admettre, en pratique, que toute adénopathie cancéreuse de l'aine *est secondaire*.

Or, ce qui a été dit plus haut dans ce travail de la fréquence de l'adénopathie inguinale dans la carcinose prostatique nous permet de considérer cette adénopathie comme étant *la véritable adénopathie satellite du cancer de la prostate.*

D'autant plus que les autres adénopathies (pelviennes et iliaques) de ce cancer sont souvent difficiles à constater.

Aussi, écrivions-nous tout récemment (*Archives prov. de chirurgie*, 1901, p. 119). « La constatation d'un ganglion inguinal volumineux, dur et indolent, chez un homme qui a atteint l'âge du cancer. doit immédiatement, et même en l'absence de tout trouble urinaire ou rectal, éveiller l'idée de néoplasme de la prostate. dans l'esprit du médecin, et le conduire à pratiquer le toucher rectal. »

On ne portera cependant le diagnostic ferme de carcinose prostatique qu'après avoir constaté des signes positifs du côté de la prostate, et l'on n'oubliera pas que *tous les néoplasmes viscéraux* peuvent s'accompagner d'adénopathie inguinale cancéreuse.

b) **Diagnostic de l'adénopathie sus-claviculaire.** — Lorsque dans le triangle sus-claviculaire on constate une tuméfaction dure, on doit presque sans hésiter porter le diagnostic de lésion ganglionnaire.

Bien peu nombreuses, en effet, sont les affections qui pourraient simuler l'altération des ganglions. Les tumeurs kystiques du creux sus-claviculaire sont molles, fuient sous le doigt, paraissent réductibles. Les lipomes et les pseudo-lipomes sont facilement différenciés des affections ganglionnaires par un examen même superficiel. Gillette a signalé quelques fibromes nés de la clavicule ; leur point d'implantation met sur la voie du diagnostic.

Une réserve doit pourtant être faite pour les goîtres aberrants qu'Albert appelle goîtres ganglionnaires et qui peuvent être pris pour des adénopathies. Mais ce sont des raretés pathologiques.

La détermination de la nature du ganglion demandera plus d'effort, mais les données qui nous ont servi à différencier les adénopathies cancéreuses de l'aine des **autres** altérations ganglionnaires nous rendront ici les mêmes services.

L'infection peut être l'origine de lésions ganglionnaires aussi bien dans la région sus-claviculaire que dans toutes les autres régions. Les troubles gastro-intestinaux peuvent entrer en jeu : un ulcère gastrique, rapporte **Mathieu**, provoqua l'engorgement des ganglions sus claviculaires.

Mais la sensation tactile nous donne des renseignements, qui, à défaut du retentissement du mal originel sur l'état général doivent nous permettre de porter un diagnostic sans grande chance d'erreur.

Il faudra toujours avoir présente à l'esprit la fréquence des lésions ganglionnaires tuberculeuses à la base du cou, étant donné le voisinage des réceptacles habituels du bacille de Koch : système respiratoire et digestif. D'ailleurs un ganglion tuberculeux donne le plus souvent à la palpation une sensation bien différente de celle qui est fournie par l'examen d'un ganglion cancéreux. Tandis que ce dernier est ferme, dur, d'une dureté souvent ligneuse, le ganglion tuberculeux a toujours cette consistance mollasse que l'on peut journellement constater en clinique sur les malades atteints d'adénite tuberculeuse du cou.

Les caractères propres à l'adénopathie de la période secondaire de la syphilis (dureté, symétrie et généralisation) sont suffisants pour ne laisser planer aucun doute sur la nature de l'affection. Mathieu rapporte bien à la Société médicale des hôpitaux en 1895 le cas d'un homme de quarante-cinq ans qui, étant donné son état général et la présence de ganglions indurés dans l'aire du triangle sus-claviculaire, fut diagnostiqué porteur d'un cancer. L'apparition de papules au bout de quelque temps vint changer le diagnostic. La syphilis était seule en cause. Mais dans le cas de Mathieu il s'agissait non pas d'une adénopathie unique ou peu nombreuse mais d'une adénopathie multiple et à petits ganglions. Or, dans le creux sus-claviculaire pas plus que dans la région inguinale on ne doit attacher d'importance à une augmentation de volume portant uniformément sur tous les ganglions de la région.

Seules les gommes ganglionnaires pourraient simuler l'adénopathie cancéreuse. Mais la région sus-claviculaire est un siège exceptionnel de gommes ganglionnaires. D'ailleurs les caractères de ces gommes, sur lesquels nous avons insisté déjà en étudiant le diagnostic de l'adénopathie inguinale, les différencie suffisamment de l'adénopathie cancéreuse.

Le lymphadénome est d'ordinaire mobile sous la peau et sur les parties profondes. Il prend souvent des proportions énormes et se généralise en différentes régions.

Il semble donc que par un examen minutieux, il soit permis d'affirmer la nature de l'affection ganglionnaire.

Des erreurs, nous l'avons dit, ont été commises, mais de là, assurer comme l'ont fait Soupault et Labbé que « la tuméfaction des ganglions ne doit en aucune façon entrer en ligne de compte dans le diagnostic des cancers viscéraux » il y a loin à notre avis. Sans doute serait-il bon chaque fois qu'il le serait possible d'extirper le ganglion et de faire son examen histologique. Mais outre que cette extirpation ne serait pas sans danger pour le malade, des examens multiples ont montré que des ganglions hypertrophiés situés dans le voisinage du cancer ne présentaient pas trace d'éléments épithéliaux. L'état actuel de la science ne permet pas de dire le pourquoi de ce phénomène. De même que le ganglion réagit aux toxines bactériennes, peut-être réagit-il aussi à une diastase cancéreuse.

CHAPITRE VII

PRONOSTIC

L'adénopathie cancéreuse étant un signe de généralisation de la tumeur, il est inutile d'insister bien longuement sur le pronostic d'une affection maligne qui s'accompagne le plus souvent de coulées lymphatiques précoces et multiples.

Lorsqu'il est permis au médecin de constater la présence de ganglions internes, il ne doit pas hésiter à porter un pronostic des plus graves, parce que ces masses indiquent diffusion d'une tumeur arrivée à unepério de très avancée de son évolution.

La dégénérescence des ganglions inguinaux, apparaissant parfois peu de temps après le début du cancer, n'est pas absolument synonyme de pronostic fatal à brève échéance. Deux facteurs sont en effet à envisager : ganglions cancéreux et état général. Si l'état général est bon, une survie d'une année est possible; mais s'il y a coexistence d'état cachectique du sujet et de ganglions volumineux, on peut affirmer que la période ultime de la maladie est arrivée.

L'envahissement des ganglions sus-claviculaires dans les cancers viscéraux est, par suite de leur éloignement de la tumeur primitive, une manifestation tardive de l'affection originelle. Leur constatation ne doit laisser aucun doute sur l'issue de la maladie. Des recherches de Rousseau, il résulte en effet que la survie chez les individus porteurs d'adénopathie cancéreuse sus-claviculaire est en moyenne de trois mois.

CONCLUSIONS

I. — Le cancer de la prostate est parmi les cancers un de ceux qui se généralisent le plus aux ganglions.

II. — On peut observer au cours du cancer de la prostate l'envahissement de presque tous les groupes ganglionnaires voisins ou éloignés.

III. — Cependant ce sont les groupes les plus rapprochés de la tumeur qui sont le plus souvent infectés : iliaques, pelviens, sacrés, lombaires.

IV. — Parmi toutes les adénopathies du cancer de la prostate l'adénopathie inguinale mérite une mention spéciale :

a) A cause de sa fréquence.

b) A cause de la situation superficielle des ganglions inguinaux, qui rend l'exploration beaucoup plus facile que celle des ganglions iliaques et pelviens envahis avant eux ;

c) A cause de sa précocité dans certains cas (Viannay).

V. — La diffusion parfois rapide de l'infection cancéreuse dans tout le système lymphatique rend compte de l'inefficacité du traitement chirurgical. Ce traitement ne donnerait des chances de guérison radicale que si l'on pouvait diagnostiquer le cancer de la prostate avant qu'il fût généralisé.

INDEX BIBLIOGRAPHIQUE

Adams. — Anatomy and diseases of the prostate gland, London, 1853.

Albarran et Hallé. — *Annales des maladies des organes génito-urinaires*, 1900. Hypertrophie et néoplasies épithéliales de la prostate.

Belin. — Adénopathies externes à distance dans le cancer viscéral, th. Paris, 1888.

Bezançon et M. Labbé. — Réaction des ganglions lymphatiques au voisinage des cancers. *Société anatomique*, avril 1899.

Bouveret. — Traité des maladies de l'estomac, 1893.

Broca. — Traité des tumeurs, 1866.

Carlier. — *Bulletin médical du Nord*, 1893.

Cornil et Ranvier. — Manuel d'histologie path., 1881.

Courtois-Suffit. — Rôle des ganglions lymphatiques dans le cancer. *Revue des maladies cancéreuses*, juillet 1901.

Cruikshank. — Anatomie des vaisseaux absorbants du corps humain, 1787.

Cunéo-Bernard. — De l'envahissement du système lymphatique dans le cancer de l'estomac et de ses conséquences chirurgicales, th. Paris, 1899-1900.

Duplay et Reclus. — Traité de chirurgie, t. VII. Cancer de la prostate.

Dupraz. — Le sarcome de la prostate, *Revue médicale de la Suisse Romande,* sept. et oct. 1896.

Engelbach. — Les tumeurs malignes de la prostate, th. Paris 1888.

Engelhardt. — *Virchow's Archiv,* 1899, CLVIII.

Fenwick Hurry. — Primary malignant disease of the prostate gland; a clinical study of the first fifty cases which have been under the writter's care and observation, *the Edinburgh med. Journal,* juillet 1899.

Girode. — Valeur, diagnostic et pronostic des adénopathies sus-claviculaires. *Bul. méd.,* janv. 1895.

Godde. — Cancer du canal thoracique, th. Paris, 1898-1899.

Guépin. — Hypertrophie sénile et cancer de la prostate, 1898.

Guyon. — Leçons cliniques sur les affections chirurgicales de la vessie et de la prostate, 1888.

Herlemont. — De l'adénopathie sus-claviculaire dans le cancer de la prostate, thèse Lille, 1896.

Jolly. — Du cancer de la prostate, *Archives gén. de méd.* t. XIII, 1869.

Julien. — Contribution à l'étude clinique du cancer de la prostate, th. Paris, 1894-1895.

Kapuste. — Les tumeurs malignes de la prostate, th. Munich, 1885.

Labadie. — Du cancer de la prostate, thèse Lyon, 1895-1896.

Lesnès. — De l'adénopathie sus-claviculaire gauche, th. Lyon, 1893.

Letulle. — Anatomie pathologique, 1897.

Mascagni. — Vasorum lymphaticorum corporis humani historia et iconographia, 1787.

Nepveu — Anatomie path. du syst. lymph., réseaux, canaux, ganglions dans la sphère des néoplasmes malins, *Journal de médecine int.* déc. 1898.

Nicolas. — Contribution à l'étude du cancer latent de la vessie, th. Lyon, 1900.

Pasteau (O.). — État du système lymphatique dans les maladies de la vessie et de la prostate, th. Paris, 1898-1899.

Pilliet. — Propagation du cancer par contact, *Revue de chirurgie*, 1888.

Poirier et Charpy. — Traité d'anatomie humaine.

Pousson. — Affections chirurgicales des organes génito-urinaires, 1897.

Regaud et Barjon. — Anatomie pathologique du système lymphatique dans la sphère des néoplasmes malins. Mémoire couronné par l'Académie de médecine. Prix Portal, 1896.

Recklinghausen. — Ueber die Venœse Embolie und der retrograden Transport in der Venen und in den Lymphefæssen, *Virchow's Archiv.*, vol. C, 1885.

Rigaud. — Du cancer de la prostate, th. Bordeaux, 1890.

Rousseau. — Adénopathie sus-claviculaire dans les cancers viscéraux, th. Paris, 1895-1896.

Sappey. — Traité d'anatomie descriptive.

Saxer. — Cancer de la prostate et métastases, *Aerz' ser Maerburg*, 1897.

Sganbati (Oreste). — Lo sviluppo del cancro nelle glandole linfatiche, *Il policlinico*, 1900.

Soupault et M. Labbé. — Étude sur les altérations et le rôle des ganglions lymphatiques dans le cancer épithélial, *Revue de méd.*, t. XX, janvier et février 1900.

Spinelli. — Adénopathies sus-claviculaires dans le cancer des organes du petit bassin et de l'abdomen. *Rivista di clinica e terapeutica*, août 1893.

Thompson (Henry). — Traité pratique des maladies des voies urinaires

Toquart. — Cancer prostato-pelvien, *Journ. de méd. de Bordeaux*, août 1891.

Troisier. — Adénopathie sus-claviculaire dans les cancers de l'abdomen, *Archives gén. de méd.*, 1889-1893.

Viannay. — De l'adénopathie inguinale dans les cancers viscéraux, *Gaz. des hôp.*, 16 mars 1901.

— Adénopathie inguinale dans le cancer de la prostate, *Archives prov. de chir.*, février 1901.

Viannay. — Valeur séméiologique de l'adénopathie inguinale dans le diagnostic des cancers viscéraux, *Lyon méd.* 14 avril 1904.

—   Deux cas d'adénopathie inguinale précoce au cours d'un cancer viscéral, *Lyon méd.*, octobre 1900.

Wind — Die malignen Tumoren der Prostata im Kindesalter. Diss. inaug. München, 1888.

Imp. A. STORCK & Cⁱᵉ, 8, rue de la Méditerranée, Lyon.

www.ingramcontent.com/pod-product-compliance
Ingram Content Group UK Ltd.
Pitfield, Milton Keynes, MK11 3LW, UK
UKHW022359070726
13614UKWH00003B/1218